Patricia Létang

Maux et maladies Les comprendre pour guérir

Patricia Létang

Maux et maladies Les comprendre pour guérir

Éditions Vie

Impressum / Mentions légales
Bibliografische Information der Deutschen Nationalbibliothek: Die Deutsche Nationalbibliothek verzeichnet diese Publikation in der Deutschen Nationalbibliografie; detaillierte bibliografische Daten sind im Internet über http://dnb.d-nb.de abrufbar.

Information bibliographique publiée par la Deutsche Nationalbibliothek: La Deutsche Nationalbibliothek inscrit cette publication à la Deutsche Nationalbibliografie; des données bibliographiques détaillées sont disponibles sur internet à l'adresse http://dnb.d-nb.de.

Coverbild / Photo de couverture: www.ingimage.com

Verlag / Editeur:
Éditions Vie
ist ein Imprint der / est une marque déposée de
OmniScriptum GmbH & Co. KG
Heinrich-Böcking-Str. 6-8, 66121 Saarbrücken, Deutschland / Allemagne
Email: info@editions-vie.com

Herstellung: siehe letzte Seite /
Impression: voir la dernière page
ISBN: 978-3-639-64525-5

Maux et maladies

Les comprendre pour guérir

Patricia Létang
http://se-soigner-autrement.com/
http://attention-bonheur-possible.com/

Table des Matières

INTRODUCTION

Je vous livre ici la symbolique des symptômes et maladies pour que vous puissiez vous-même comprendre leurs significations et donc activer plus facilement votre pouvoir d'auto-guérison.

Infirmière pendant plus quinze ans, j'accompagne maintenant depuis 2004, les personnes en souffrances physiques et psychiques dans leur évolution à l'aide de différents outils.

Comme je vous l'ai déjà largement expliqué dans mon livre «Le secret de la santé », une maladie n'arrive jamais par hasard et est le reflet d'un conflit émotionnel. Votre corps vous parle. Connaitre l'origine de ce conflit vous permet de libérer l'émotion pesante qui empêche votre réalisation et votre épanouissement. Si vous n'avez pas lu « Le secret de la santé », il constitue un bon préambule au présent ouvrage (Aux éditions Kindle chez Amazon).

Attention tout de même, il n'y a aucune magie dans tout cela, une prise de conscience suffit parfois à débloquer une situation, mais dans bien des cas, votre guérison exige un travail de transformation volontaire de votre part. Je veux dire par là que vous allez devoir agir en modifiant vos pensées, vos actions, en prenant la décision d'une nouvelle orientation…

Votre santé, votre équilibre, votre bien-être valent bien un tout petit effort qui sera finalement minime, comparé aux bénéfices incroyables que vous allez ressentir.

Vous trouverez à la fin de cet ouvrage une fiche que vous pourrez imprimer pour vous guider dans la compréhension de votre corps et dans l'orientation à prendre pour votre guérison.

Je précise que cette démarche que vous allez entreprendre ne se substitue en aucun cas à votre suivi et votre traitement médical. Il ne s'agit pas d'un

diagnostic, d'une prescription ou d'un traitement. C'est pourquoi, je n'ai pas décrit les différentes pathologies. Il s'agit d'un complément pour vous aider à mieux comprendre et gérer l'équilibre de votre corps et de vos émotions.

La signification des symptômes, maladies, et parties du corps sont classées par ordre l'alphabétique. Vous pourrez vous référer ainsi facilement aux parties qui vous intéressent. J'ai volontairement évité de trop développer pour simplifier la lecture, la compréhension et donc l'utilisation de cet ouvrage. Je crois cependant vous donner ici le nécessaire. Dans certains cas, vous trouverez plusieurs options, à vous de choisir ce qui correspond le mieux à votre situation ; plusieurs options peuvent aussi être pertinentes. A la fin du livre, vous trouverez un questionnaire qui vous guidera dans l'utilisation de ce livre, mais surtout dans la compréhension de vos symptômes, il vous sera alors plus facile d'adapter votre comportement, vos pensées pour retrouver votre bien-être.

Cet ouvrage s'adresse aux particuliers de tous âges. Vous-même bien sur, vos proches, vos enfants... En ce qui concerne les enfants, le guide peut s'adresser directement à eux, mais, bien souvent les enfants sont les révélateurs de disfonctionnements familiaux ou parentaux. Cherchez donc aussi en quoi vous intervenez, ce qui chez vous peut correspondre au symptôme de votre enfant. Inutile cependant de vous culpabiliser, il est très difficile d'être parent, vous faites de votre mieux, et la résolution du problème permettra à tous d'aller mieux. Tout est bien donc. Il vous suffit d'être attentif et capable d'apprendre de cette expérience.
Ce livre sera aussi une aide précieuse aux professionnels qui accompagnent des personnes dans leur évolution de vie. Il pourra être un complément aux techniques utilisées et peut donner des pistes de réflexion plus que pertinentes.

Maux et maladies

A

Abcès : Je suis en colère vis-à-vis d'une personne ou d'une situation

Accident : Je me sens coupable

Acné : Je ne me sens pas intégré, et en cas d'acné sévère je me rejette, je me trouve horrible à tous niveaux.

Acouphènes : Je veux être performant à tout prix et je n'écoute pas mes propres besoins, je vis alors un très grand stress.

AVC (accident vasculaire cérébral) : Je refuse l'amour par peur de perdre mon libre arbitre. Ou bien, j'ai vécu un choc suite à la perte de quelque chose ou de quelqu'un que je considère d'une valeur inestimable.

Addison (maladie d') : Je suis déçu de moi-même, je doute de mes capacités et je me sens donc en grande insécurité.

Adénome : Je ne prends pas mes propres décisions, je fais ce que pensent les autres

Adénopathie : J'ai des peurs sur le plan affectif

Adhérence : Je m'accroche à des émotions négatives telles que la rancune, la haine.

Agnosie : Je fuis l'extérieur pour me protéger de possibles souffrances et éviter de réactiver d'anciennes blessures.

Agoraphobie : Je dois garder le contrôle sinon je suis en danger (peut-être même en danger de mort)

Alcoolisme : Je bois pour combler un grand vide affectif, ou pour me venger d'une personne que je tiens pour responsable de mon malheur. Je me sens tellement minable que je crois que boire me donner le courage, la force, et me permet de fuir cette réalité.

Allergie : Je suis dans un état d'hostilité par rapport à une personne ou une situation ; ou bien, je réagis à quelque chose qui réveille un souvenir difficile ancré en moi.

Alopécie : Je vis à la fois une émotion de perte, de dévalorisation et de danger.

Alzheimer (maladie d') : Je ne me sens pas capable d'assumer les tracas et responsabilités quotidiennes, alors je me crée un monde parallèle plutôt que de mourir.

Aménorrhée : Je trouve qu'il y a des inconvénients à être une femme (mes parents voulaient un garçon, je ne suis pas respectée en tant que femme, je ne veux pas procréer…), alors je freine ma féminité.

Amnésie : Proche de la maladie d'Alzheimer. Je souffre dans mon quotidien, je fuis en laissant la responsabilité de ma personne aux autres.

Amygdalite : J'ai peur de quelque chose ou de quelqu'un, je me sens impuissant, et je refoule mes émotions qui m'étouffent. Je me sens frustré et en colère.

Anémie : Je me sens seul et incompris, je n'ai pas très envie de vivre.

Anévrisme : Je lutte pour faire valoir ma place et celle de mes idées, auprès de ma famille ou autre faisant fonction. Quand je décide d'abandonner la partie, il peut y avoir rupture de l'anévrisme.

Angine : Colère contenue, non exprimée.

Angine de poitrine ou angor : J'ai perdu quelque chose de très important pour moi, quelque chose qui fait partie de mon territoire (travail, membre de la famille, couple…).

Angoisse : J'ai peur de mourir (consciemment ou non) car je me retrouve dans une situation qui génère la même émotion qu'une situation traumatisante et effrayante que j'ai vécue par le passé.

Anorexie : Je m'autodétruis. Je manque terriblement d'amour et je rejette tout ce qui est la vie, je veux détruire ce qui est vivant en moi. Je suis totalement découragé. Je peux même ressentir de la haine, vis-à-vis de moi en premier lieu.

Anosmie : Je refuse de sentir ou de ressentir. Je ne souhaite plus être dépendant d'un plaisir.

Anus :

Fissure anale : Je suis « le cul entre deux chaises », je vis une situation mais je rêve d'une autre.

Fistule anale ou abcès : Je suis irrité et en colère car la situation ne se conclut pas comme je veux.

Démangeaisons anales : J'ai peur de perdre mon bébé (ou assimilé comme un projet)

Anxiété : J'appréhende, j'ai peur de ce qui pourrait se passer et de ne pas être capable de faire face, j'ai peur de perdre le contrôle de ce qui pourrait se produire.

Aphonie : (voir extinction de voix)

Aphte : Je n'ai pas le choix, je dois obtempérer et subir sans dire un mot. Je ne peux pas m'exprimer

Appendicite : Je suis en colère après une personne qui exerce une autorité excessive sur moi. Je ne sais pas dire non à cette personne ou ne peux pas lui exprimer ma colère.

Artérite : Je fais des efforts considérables pour garder ce à quoi je tiens (ma femme, mon travail, ma maison…).

Arthrite rhumatismale : J'ai une pensée rigide, je suis trop exigeant avec moi et les autres, je me dévalorise et je critique les autres.

Arthrite goutteuse (ou goutte) : Je suis dirigiste, je veux que les autres fassent ou disent ou pensent comme moi pour me rassurer.

Arthrite inflammatoire : Je me sens dévalorisé par une personne qui représente l'autorité pour moi et cela me met en colère bien que je ne le montre pas.

Arthrose : Mon cœur s'est endurci, à qui ai-je fermé mon cœur ? J'ai une vieille rancune que je ne veux pas lâcher.

Articulation : Je manque de flexibilité, j'ai peur du changement, Je bloque sur des changements à venir (dans mon travail pour les articulations des membres supérieurs, dans ma propre vie pour les articulations du bas du corps).

Arythmie-tachycardie : J'ai une émotion ancienne qui est ancrée, et chaque fois que je vis une situation qui génère une émotion similaire

Asthme : trois options :

- J'étouffe, je suis étouffé par l'amour d'un parent par exemple ou par l'autorité d'une personne et je me sens coincé, je ne vois pas d'issue.
- J'ai terriblement peur d'être abandonné ou rejeté, les crises d'asthme servent alors a attirer les bons soins de l'entourage.
- Je ne me sens pas le droit de vivre (enfant illégitime, frère ou sœur décédé(e))

Astigmatisme : Je veux voir les choses autrement, créé une nouvelle réalité et me dégager de l'emprise abusive de mes parents ou d'une autre personne. Ou bien, je suis déçu par ce que je vois d'une personne ou d'une situation, je préfère donc ne pas voir la réalité telle qu'elle est.

Athérosclérose ou artériosclérose : Je m'endurcis au niveau de mes sentiments car j'ai peur de perdre mon libre arbitre, ma liberté ou bien mon territoire.

Autisme : je cherche à fuir la réalité ; le repli sur moi-même, la création de mon propre monde est le moyen que j'ai trouvé.

Automutilation : Je me punis, je me fais souffrir. J'ai une grande colère envers moi, je me sens nulle, j'ai honte de moi, je ne suis pas digne d'être heureux, ou bien, j'éprouve une grande culpabilité.

B

Ballonnements : Je suis insatisfait affectivement, je crois devoir faire beaucoup de choses en très peu de temps. Ceci est une création mentale, ça n'est pas forcément la vérité. Si mon ballonnement me donne l'impression d'être enceinte, peut-être ai-je un désir d'enfant.

Bégaiement : Le bégaiement prend son origine dans l'enfance. Il traduit une grande insécurité de l'enfant que je suis ou que j'étais. La peur de déplaire, de me faire disputer, de la mort d'un de mes parents a engendré mon bégaiement.

Boulimie : Je ressens un grand vide affectif, je me sens abandonné, j'ai très peu d'estime de moi. Je mange pour m'autodétruire, ou pour calmer mes angoisses, ou pour par peur de manquer de nourriture (cela peut-être des nourritures affectives), ou pour m'opposer à ma mère.

Boutons : Je suis très impatient, je bous à l'intérieur mais je manque de confiance en moi. J'ai parfois du mal à exprimer mes émotions.

Bras : Représente la capacité d'accueillir la vie, les autres, les évènements ou la capacité d'exécuter des ordres, un travail.

- Brûlures : colère face à une situation, ou une personne que nous ne voulons pas accueillir.
- Démangeaisons : Je suis impatient, je voudrais faire quelque chose plus rapidement.
- Engourdissements (surtout la nuit) : Je ne veux plus rien ressentir de peur de souffrir ou d'être déçu, je ferme mon cœur.
- Œdème : Je voudrais bien faire plus mais je suis empêché d'en faire davantage.

Bronchite : Je manque d'air. J'ai envie d'être plus proche de mon entourage mais, en même temps, je me sens étouffé par ce même milieu. (*Par exemple je veux être plus proche de mes enfants, mais en même temps je me sens empêché de faire des choses pour moi à cause de mes enfants*)

Bronchopneumonie : Je n'arrive pas à trouver ma place, j'ai le sentiment de ne pas avoir de territoire propre, ou qu'il est constamment envahi. On ne le respecte pas et j'en suis bien triste.

Brûlures :

Brulure légère : Je cours plusieurs lièvres à la fois et je suis contrarié de ne pouvoir tout mener de front. Mieux vaudrait me concentrer sur une chose à la fois.

Brûlure plus profonde : Je ressens des émotions fortes et négatives (colère, chagrin, désespoir…) qui flambent en moi. Je m'inflige cette punition de brûlure, car j'éprouve de la culpabilité de ressentir de telles émotions.

Brûlure d'estomac : J'ai du mal à accepter quelque chose. Je ressens un sentiment d'injustice, de colère (vis-à-vis d'une personne ou d'une situation.

Bruxisme (grincement de dents) : J'ai peur de m'ouvrir, de m'exprimer, des prendre des décisions et j'enrage.

Burn out (ou épuisement total) : J'ai lutté jusqu'au bout de mes forces pour atteindre un idéal et résister à ce qui est et qui ne me plait pas. J'ai œuvré sans relâche pour révolutionner un système par exemple. Je me rends compte que je suis impuissant à changer ce que je voudrais, je ressens un grand vide intérieur, tous ces efforts pour rien ! Je choisis alors de prendre la fuite, car cela est intolérable et mon effondrement me permet de tout lâcher d'un coup.

Bursite (ou hygroma ou épanchement de synovie) : Je suis très en colère après quelqu'un (ce peut être moi-même) ou une situation mais je prends sur moi, je ne dis rien. Je n'en bous pas moins d'irritation, de frustration, de rage. (Exemple : *Mon mari a les doigts de pied en éventail devant la télévision pendant que je fais tout le ménage de la maison pendant ce temps, alors que j'aimerais me relaxer moi aussi).*

C

Calculs biliaires (ou lithiase biliaire) : Je suis très exigent avec moi-même ou avec les autres. Je me juge durement et je juge aussi durement les autres. Je suis en colère, je ressens de la rancœur, de la rancune ou de la jalousie depuis longtemps déjà.

Calculs de la prostate : Je n'ai pas réalisé mes désirs par peur, ou bien je juge très durement les femmes

Calculs rénaux : Je suis autoritaire et dur, je veux que les autres répondent à mes attentes. Je fais preuve de rigidité dans mes opinions et mes croyances. Je tiens les autres pour responsable de mes insatisfactions (voir le détail et l'analyse de ce symptôme ici : http://se-soigner-autrement.com/calculs-renaux).

Cancer : J'ai reçu un gros choc émotionnel que j'ai enfoui au fond de moi, depuis longtemps déjà je refoule mes émotions, et je n'exprime pas mes sentiments profonds (peur, colère, chagrin, déception, rancune, culpabilité…), je vais jusqu'à les nier. Je me néglige depuis longtemps au profit des autres, et j'ai peu d'estime pour moi, ma joie de vivre s'amenuise. Je me vois comme une victime. Le cancer que j'ai développé est un moyen d'autodestruction.

Cancer des Bronches : J'ai du mal à exister sur mon territoire (dans mon couple, ma famille, mon travail, ma maison, mes idées…). Je ne peux pas prendre ma place, m'affirmer, exister par peur d'être rejeté par quelqu'un que j'aime ; ou bien j'ai l'impression que je « compte pour du beurre » ; ou bien j'ai peur de perdre mon territoire, donc ma famille, mon conjoint, mon emploi….

Cancer du Col de l'utérus : Je suis profondément déçue par l'homme que j'aime ou aimais.

Cancer du Colon : J'ai peur et je me sens comme une « merde ». Je n'ai pas assez d'argent pour vivre décemment, dans l'environnement que je souhaiterais, ou j'ai été souillé par des abus sexuels, ou ma réputation a été salie, ou on m'a traité de pourriture, de sale gosse, de sale type…

Cancer de l'Endomètre (corps de l'utérus) : Je vis un choc ou un drame dans mon foyer. Cela concerne un enfant (ou quelqu'un que j'aime tout aussi fort) ou mon conjoint.

Cancer de l'Estomac : Je dois subir une situation que je trouve injuste tous les jours ou bien j'ai de la culpabilité d'avoir créé une situation injuste pour quelqu'un d'autre, quelqu'un de j'aime, je me sens coupable de lui faire du mal.

Cancer du Foie :

Cancer primitif du foie : J'ai terriblement peur de manquer d'argent ou de nourriture, et cela devient intolérable.

Cancer secondaire du foie : Je ne peux plus supporter cette maladie (premier cancer), je démissionne, je préfère mourir plutôt que de subir tout cela.

Cancer de l'Intestin grêle : J'ai très peur de manquer d'argent et de ne pouvoir subvenir à mes besoins alimentaires.

Cancer de l'Œsophage : Je me sens pris à la gorge, je me trouve dans une situation qui ne me convient pas, mais dont je ne vois pas comment me sortir.

Cancer des Os : Je me dévalorise terriblement, je crois que je n'ai pas de valeur, je me crois insatisfaisant et nul. En particulier sur un sujet qui me tient à cœur.

Cancer des Ovaires : Je souffre concernant la perte d'un projet ou d'un enfant et je m'en sens coupable.

Cancer du Pancréas : J'éprouve une grande répulsion envers quelqu'un ou une situation (il ou elle me dégoute).

Cancer de la Peau :

Epithélioma baso-cellulaire : Je retiens des émotions par peur de ce qui l'on pourrait penser de moi, et je n'arrive plus à les contenir.

Mélanome malin : Je me suis senti attaqué dans mon intégrité et je me protège en retenant mes émotions que je n'arrive plus contenir.

Cancer des Poumons : J'ai peur de mourir et j'y pense sans cesse.

Cancer de la Prostate : j'ai peur de ne plus être à la hauteur, de ne plus être performant, dans les relations sexuelles ou le travail. Et je ne peux accepter cette éventuelle perte de capacité, car on pourrait alors ne plus vouloir de moi.

Cancer du Sein : Pour une droitière le sein gauche représente le maternel et le sein droit l'affectif. Selon le type de cancer du sein la signification varie.

Adénocarcinome (glande mammaire) : Ce cancer concerne mon nid d'amour, mon nid familial. Je ressens une grosse culpabilité, une grande peine au sujet de mes enfants (ou assimilé) et ou de mon conjoint. Ou bien, je ressens à mon encontre, du rejet, des reproches injustifiés de la part d'un ou plusieurs membres de mon nid.

Les épithéliomas et les carcinomes des canaux galactophores : J'ai perdu quelqu'un de très cher. Soit nous avons été séparés par les évènements de la vie, soit par la mort. Cela génère chez moi beaucoup de chagrin, ou de la culpabilité, en tout cas des émotions très intenses.

Mélanome (derme) : Je me sens souillée, honteuse, dévalorisée, mutilée et hideuse. Je peux avoir subit une mutilation, une intervention qui a endommagé mon physique et cela m'est insupportable, je me sens hideuse et j'ai honte. Ou bien, ma réputation en tant que femme a été gravement mise à mal, par des propos ou des abus sexuels. Ou bien, je ne me sens pas une femme digne de ce nom, je me sens dévalorisée en tant que femme après avoir été trompée par exemple.

Neurinome (terminaisons nerveuses) : Je ne supporte pas que l'on me touche, et en particulier les seins. Cette aversion peut venir de toucher non consentis que j'ai du subir. Je préfèrerais ne pas avoir de seins pour ne plus me les faire tripoter.

Cancer des Testicules : Je me suis senti rejeté en tant que garçon ou en tant qu'homme. Je crois que je ne vaux rien en tant qu'homme. Ou bien j'ai perdu un être cher et je n'ai plus le gout de vivre.

Carie dentaire : Je me dévalorise, je me crois moins beau ou moins intelligent que les autres. J'ai du mal à prendre des décisions et d'autres le font à ma place, cela m'irrite.

Cataracte : Je vois l'avenir en noir, triste.

Cellulite : Je suis très soucieuse de mon apparence, je ne me trouve pas assez bien esthétiquement. Je veux pourtant briller grâce à ma féminité.

Céphalées (maux de tête) : Je me crée une grande tension en voulant tout comprendre, je veux tout contrôler, je suis très exigeant avec moi, ces comportements sont issus de ma dévalorisation (voir en détail ici : http://se-soigner-autrement.com/maux-de-tete).

Chalazion : J'ai une peine que je n'ai pas exprimée. Je vois quelque chose qui me peine, qui me rend triste.

Cholestérol (trop de « mauvais » cholestérol, LDL) : Je me nourris de pensées amenant des émotions négatives telles que la peur, la colère, la rancune, la culpabilité, les regrets…

Cirrhose : Je m'autodétruis car je me sens coupable de vivre, de faire du mal aux autres par mon alcoolisme. Il y a quelque chose que je n'ai pas accepté dans ma vie.

Claustrophobie : J'ai peur de manquer d'air, cette peur peut être liée à ma naissance qui a été difficile ou à un traumatisme ultérieur en rapport avec l'étouffement.

Coliques : Je suis stressé, je me mets la pression. Si mon bébé à des coliques, c'est parce qu'il ressent mon stress et ma tension.

Colite : Je m'impose la perfection parce que si je ne suis pas parfait, j'ai peur que l'on me rejette. Si mon enfant souffre de colite, c'est qu'il veut satisfaire ces parents dont il redoute le rejet s'il ne répond pas à leurs attentes.

Commotion cérébrale : Ce choc au cerveau m'indique que je m'en veux d'avoir imposé mes idées ou bien que je me pense nul et incapable.

Condylome : J'ai de la culpabilité à vivre ma sexualité, à prendre du plaisir, ou bien je fuis les hommes et les relations sexuelles suite à un abus.

Conjonctivite et infection des yeux : Je vois quelque chose qui me met en colère, qui est inacceptable pour moi ou bien je suis irrité de ne pas voir ce que j'aimerais.

Constipation : Je me retiens d'être moi-même, de dire ou de faire, sans même m'en rendre compte parfois, je me contrôle en permanence. Je crois que je ne peux pas lâcher prise sinon je perdrais quelqu'un que j'aime, ou bien je crains ce que l'on pourrait penser de moi. Je suis accroché à des croyances du passé qui n'ont plus lieu d'être. Je fais passer les autres avant moi.

Cors aux pieds : J'ai peur d'avancer et je vais à tout petit pas, en choisissant des chaussures trop justes souvent.

Crampes : j'éprouve une tension liée à de la peur, qui me crée une contraction involontaire d'un muscle. La localisation de la crampe donne une idée du sujet de la peur. Une crampe au doigt peut indiquer que je suis trop perfectionniste, je m'inquiète pour le moindre détail ; une crampe aux orteils peut signifier que je suis ambivalent concernant une direction à prendre ; une crampe à la tête peut signifier que je cogite beaucoup trop ; Une crampe aux jambes peut signifier que j'ai peur d'aller plus avant dans un projet, une relation….

Cyphose : Je me sens écrasé par un poids, j'en ai trop lourd sur les épaules, et je crois ne suis pas sur de pouvoir assumer, régler, passer cela.

Cystite : Je suis en colère car je ne me sens pas aimé et respecté. Mes besoins ne sont pas écoutés, mon territoire est piétiné.

D

Déchirure musculaire : Je suis en colère parce que mes efforts ne portent pas leurs fruits comme je le souhaite.

Dégénérescence maculaire : Je crains, j'appréhende grandement une situation. Cette crainte peut-être liée à un traumatisme ancien (peur d'être rejeté par exemple).

Démangeaisons : Je suis impatient, anxieux. Si ces démangeaisons m'amènent à me gratter jusqu'au sang, je suis même exaspéré. La localisation des démangeaisons donne des indications sur le conflit (voir la signification des parties du corps).

Dépôt de calcium dans les articulations : J'ai une rancœur tenace vis-à-vis de quelqu'un au point que je souhaite du mal.

Dépression : Je me dévalorise énormément <u>et</u> j'éprouve une grande culpabilité. Ces deux sentiments entrainent une profonde tristesse. Je suis tourné vers le passé, je ressasse, je n'ai plus le gout de vivre.

Diabète :

<u>Diabète sucré insulinodépendant</u> : Je ne me sens pas autorisée à être ce que je suis. Je suis soumis à l'autorité abusive d'un de mes parents qui me rabaisse et me brime, je lui en veux beaucoup. Je souffre et je suis triste de n'être pas reconnu, de n'être pas le préféré.

<u>Diabète sucré non insulinodépendant</u> : Je manque de joie de vivre, je ne me sens pas valorisé.

<u>Diabète de la grossesse</u> : je vis une grande tristesse pendant cette grossesse. Une séparation, un décès, le souvenir d'une fausse couche, par exemple.

<u>Diabète insipide (rare)</u> : Je dois me battre pour défendre mon territoire, mes intérêts.

<u>Diabète gras (de vieillesse)</u> : J'ai besoin d'attention, de tendresse, d'amour, mais je suis incapable d'exprimer de la tendresse aux autres.

Diarrhée : Je rejette quelque chose qui me dérange dans ma vie.

Diverticulite : Je me sens coincé dans une situation et cela me met en colère. « La diverticulite est fréquente chez les femmes entièrement dépendantes de leur mari dont elles ont peur »(1).

Dystrophie musculaire (myopathie de Duchenne) : Je ne peux accepter mes faiblesses, mes peurs et je veux tout contrôler pour ne pas avoir à y faire face. Cela entraine un stress insupportable. Comme je vois que c'est impossible, que je n'en suis pas capable, je préfère abandonner et ne plus rien faire, je m'autodétruis.

Ecchymoses (bleus) : Je me punis en me cognant fréquemment car je me sens coupable pour tout et rien.

E

Eclampsie : J'en veux beaucoup au responsable de cette grossesse (le géniteur), ou bien je me sens coupable vis-à-vis de lui ou de ma propre existence, ou bien je ne veux pas de cette grossesse.

Ecoulement nasal (sans infection) : J'éprouve une tristesse que je ne m'autorise pas à vivre.

Eczéma : Je vis douloureusement une séparation d'avec un être cher. Chez le tout petit enfant, il peut s'agir d'un sevrage rapide, de la reprise du travail de la maman. Il peut aussi être question de séparation des parents ou de discordes très fréquentes. Chez l'adulte ce peut être une séparation effective, un deuil, mais aussi le sentiment de n'être pas ou l'on voudrait être…

Ejaculation précoce : Si mon plaisir s'en trouve diminué, j'ai de la culpabilité (éducation) à me donner du plaisir par le sexe. Ou bien, j'ai peur de ne pas satisfaire les désirs de ma partenaire qui peut se révéler exigeante et directive. Je crois que son amour pour moi dépend de mes performances.

Embolie : J'ai perdu quelque chose ou quelqu'un, à quoi ou à qui, je tenais énormément.

Embolie pulmonaire : Je me sens coupable de ne pas avoir pu sauver une personne qui m'était très chère.

Emphysème pulmonaire : Je me suis empêché de satisfaire mes désirs et mes besoins une bonne partie de ma vie. Il serait bien temps de me laisser le droit de vivre selon mes aspirations.

Endométriose : Je ne veux pas d'enfant, ou bien pas dans le foyer qui est le mien actuellement.

Endométrite : Je suis triste de ne pouvoir avoir d'enfant, ou bien j'en veux à mon compagnon de m'empêcher d'être mère. Ou je vis beaucoup de colère et de discordes au sein de ma famille.

Entorse : Je ne veux pas me soumettre à une directive que l'on m'impose, ou à une personne qui voudrait diriger ma vie.

Enurésie : J'ai besoin que l'on respecte mon territoire physique (doudou, chambre, lit, jouets…) et psychologique (j'ai peur d'un parent trop exigeant). Je me fais pipi dessus pour marquer mon territoire, ou parce que j'ai tellement peur.

Epicondylite : Je voudrais quitter quelqu'un, quelque chose, une situation, et je m'en veux de ne pas réussir à m'en détacher.

Epilepsie : Ma vie est difficile et je préfère fuir tellement c'est dur. Je n'ai trouvé que ce moyen pour survivre.

Epine calcanéenne : Je me sens inférieur et je m'en veux de ne pas réussir mieux malgré mes efforts.

Epistaxis : Je perds de ma joie car je ne me sens pas accepté comme je suis.

Eternuement : Je rejette quelque chose qui me déplaît, une odeur, un ressenti, une situation.

Evanouissement ou étourdissement : Je cherche à fuir une souffrance dont je n'arrive pas à me dégager autrement.

Exophtalmie : Je guette tout ce qui pourrait me permettre de réussir. Je cherche désespérément à l'extérieur ce qui pourrait m'aider à réussir, à atteindre mon objectif.

Extinction de voix : J'ai vécu une émotion forte qui m'a laissé sans voix et je ne peux pas en parler. Ou bien je parle d'ordinaire beaucoup pour ne pas faire face à mes émotions, mon corps m'oblige alors à me taire pour entrer en contact avec mes ressentis.

F

Fatigue (non expliquée par une activité intense) : Je n'ai plus de motivations, pas d'objectifs, je suis découragé. Ou bien je fuis ce qui est difficile pour moi en me réfugiant dans des envies de sommeil.

Fausse couche : Je ne désire pas réellement cet enfant, je ne me sens pas prête à être mère (peur de ne pas être à la hauteur, de bouleverser mon couple, d'avoir un enfant du sexe que je ne souhaite pas, d'être pénalisée. Ou bien l'âme de l'enfant n'est pas prête et fait demi-tour.

Fibrome tubulaire : J'éprouve des difficultés relationnelles dans mon couple et je me dévalorise par rapport à ces difficultés. Je peux en éprouver de la culpabilité.

Fibrome utérin : J'ai un gros chagrin ou des regrets en lien avec un enfant que j'ai perdu ou que je n'ai pas eu. Je n'arrive pas à surmonter la perte ou la souffrance d'un enfant ou d'un membre de ma famille.

Fibromyalgie : Je suis dur avec moi. Je m'inflige cette violence par ce que je crois que je suis méchant, mauvais. Cette croyance d'être mauvais peu provenir de violence subie par le passé, de la culpabilité d'être responsable de la souffrance d'un proche… Je ressens de la violence envers quelqu'un et je ne suis pas autorisé à l'exprimer. Je préfère retourner cette violence contre moi pour ne pas nuire aux autres.

Fissure anale : Entre les deux mon cœur balance… ! Je suis tiraillé entre deux options, j'espère de la nouveauté, mais je suis encore dans une situation qui ne me convient plus. J'ai « le cul entre deux chaises ».

Fistule anale ou abcès : Je suis irrité, en colère car les choses ne vont pas comme je voudrais ou pas assez vite, et je suis obligé de vivre sur un modèle qui ne me convient plus.

Flatulences : J'ai peur, ou bien je résiste aux changements.

Furoncles et abcès : J'éprouve de la colère. Selon l'endroit du furoncle, vous pourrez comprendre de qu'elle colère il s'agit (voir le chapitre sur les organes et parties du corps).

G

Gangrène : Je m'autodétruis parce que je n'ai plus d'attrait pour la vie, je me sens impuissant, ou bien je ne veux pas vivre ce qui est à venir, ou bien je déteste et je rejette la partie gangrénée.

Gastrite : Je ne digère pas de n'être pas plus aimé, respecté, apprécié et cela me mets en colère.

Gastroentérite : J'ai le sentiment que l'on m'a fait une crasse, une vacherie et je rejette cette situation qui me met en colère. Si je suis un nourrisson, je rejette cette vie dans laquelle j'arrive ou je me sens coupable de vivre.

Glaucome : Je ne veux plus voir ce qui me faisait du chagrin, de la colère, de la frustration et que je n'ai toujours pas pardonné. J'en ai assez vu comme ça.

Glomérulonéphrite : Mon environnement, mes rêves, mes acquis s'effondrent. Cet effondrement peut être lié aux liquides (inondations, noyade, alcoolisme, argent, …)

Goitre : Je lutte sans cesse pour réussir, ou bien j'ai beaucoup de rancune envers quelqu'un et je l'alimente sans cesse.

Goutte : voir arthrite goutteuse.

Grippe : Cette grippe me sert à éviter quelque chose (travail par exemple). Ainsi en restant cloué au lit, j'ai aussi un bénéfice, à moi de repérer à quoi me sert cette grippe. Ma grippe peut aussi être l'expression de mon découragement et de ma lassitude de vivre, dans ce cas, elle peut-être grave voir mortelle.

H

Hallus valgus : Je me crois soumis à des obligations. Je n'ose pas y déroger de peur de ce que l'on pourrait penser de moi ; quitte à me mettre entre parenthèses.

Hémangiome de la paupière : Je veux fermer les yeux sur une situation qui me peine, qui touche ma famille.

Hémiplégie : J'ai subi un grand choc physique et émotionnel. Je suis coupé en deux, Je me sens impuissant. J'ai besoin d'être assisté, je n'arrive pas à faire les choses dans leur entier et je ne le supporte pas.

Hémorragie : perte de joie.

Hémorroïdes : Je me force à vivre ou à faire quelque chose qui ne me convient pas et j'en perds ma joie de vivre.

Hépatite : Je suis en colère car je ne parviens pas à m'adapter à une situation ou à un état de fait me concernant (homosexualité par exemple). Ou bien, il s'agit de mon entourage qui me fait des remarques négatives sur mon mode de vie.

Hernie :

Hernie discale : Je me dévalorise parce que je ne me crois pas à la hauteur, et mes idées ne sont pas reconnues. Je peux éprouver de la culpabilité parce que je me sens impuissant.

Hernie inguinale, crurale, ombilicale : Je veux me dégager d'une situation dans laquelle je me sens coincé.

Hernie testiculaire : Il n'est pas agréable pour moi d'être un garçon (ma mère n'aime pas les hommes, voulait une fille). Le fait d'être un garçon me place dans une situation difficile dont je ne peux me sortir.

Herpès buccal : Je suis en colère et je n'ai pas su gérer cette colère, soit je l'ai ravalée, soit j'ai été violent et je m'en veux. Ou bien, je rêve d'embrasser quelqu'un qui ne semble pas s'intéresser à moi.

Hypermétropie : Il y a quelque chose de je crains de vivre.

Hyper salivation : je manque de nourriture (physique, affective ou culturelle).

Hypertension : Mes émotions sont sous pression. Je refoule mes émotions (je crois qu'ainsi je souffre moins ou qu'elles sont inavouables par exemple). Ou bien, je garde un secret que je n'ai jamais dévoilé à personne.

Hyperthyroïdie : J'active mon métabolisme pour montrer de quoi je suis capable.

Hyperventilation : J'ai peur de ne pas survivre.

Hypoglycémie : Je n'ai pas une vie affective qui me comble. Je n'ose pas m'investir totalement sur le chemin qui me conduirait au bonheur de peur de souffrir en cas d'échec. Je pense que je n'ai pas beaucoup de valeur.

Hyposalivation : Je ne croque pas la vie à pleines dents. J'ai peu d'appétit pour la nourriture ou la sexualité.

Hypotension : Je suis découragé.

Hypothyroïdie : Je me sens incompris, je crois que je n'arriverais jamais à rien, ou bien je garde depuis longtemps une culpabilité à propos de quelque chose que je tais. Et, ou, j'ai de la rancune.

I

Ictère (jaunisse) : Ma vie ne me convient pas, ou bien je ne m'aime pas, ou bien je ne peux accepter une situation qui me met en colère.

Iléite : voir maladie de Crohn.

Impuissance : Je garde un sentiment amer d'une autre relation (humiliation, trahison…), ou bien je confonds ma partenaire avec ma mère et je me sens coupable si j'éprouve du plaisir avec elle.

Incontinence : Je ne suis plus chez moi ! Mon espace est envahi, ou bien on me vole mon temps.

Indigestion : Il s'est passé quelque chose lors de mon repas que je n'ai pas digéré, qui me reste sur l'estomac (propos, attitude, personne…)

Infarctus du myocarde : J'ai fait des efforts considérables pour garder ma maison, mon travail, mon entreprise, mon couple…Je dois me battre pour conserver ce qui est précieux, ce qui est cher à mon cœur. Je suis épuisé à force de luttes et d'efforts. Mon cœur me dit STOP !

Insomnie : Si elle est passagère, je m'inquiète et cela génère de la tension. Si elle est chronique, je me sens coupable. Chez les tout petits et chez les personnes agées l'insomnie peut aussi être liée à la peur de mourir.

Insuffisance coronarienne : Je souffre toujours d'un sentiment de perte. Cette perte n'a pu être comblée et je ressens le manque. Il peut s'agir d'une personne, d'un bien, d'une situation que l'on occupait.

Ischémie cérébrale : Voir AVC

J

Jaunisse : Voir ictère.

K

Kératite : Ce que je vois me met en colère.

Kérato-conjonctivite : Je ne m'autorise pas à pleurer.

Kyste :

<u>Ovaires</u> : Je suis déçue de ne pas voir aboutir mon projet, ce que je voulais ma création (projet professionnel, projet familial, un enfant…)

<u>Pilonidal</u> : Je crois devoir faire un choix et je ne sais pas quelle est la bonne décision.

<u>Poignet</u> : Le kyste peut-être un agent de réparation des tissus après un accident ou une intervention chirurgicale. Si mon poignet n'a pas subi de traumatisme, le kyste signifie que je n'ai pas pu faire ce que j'aurais voulu, je dois faire ou subir quelque chose qui me déplaît et me pèse. C'est un poids pour moi. Je suis tiraillé entre ce que j'aimerais et ce que je m'impose actuellement (par besoin de sécurité).

<u>Rein</u> : Le kyste répare mon rein qui a été endommagé ou bien J'éprouve une grande peur qui peut être déjà ancienne.

<u>Thyroïde</u> : Je ne peux pas exprimer ce qui est important car on ne m'écoute pas, mon avis ne compte pas, ça ne sert donc à rien que j m'exprime.

L

Labyrinthite : Il y a quelque chose qui me sort par les oreilles, il y a un bruit que je ne supporte pas et qui m'irrite.

Laryngite : J'ai peur de m'exprimer en particulier devant quelqu'un qui représente une autorité pour moi. Je peux aussi avoir peur de blesser la personne à qui je m'adresse. Cela m'est peut-être déjà arrivé par le passé et je m'en veux.

Leucémie : J'ai une piètre opinion de moi, je me dévalorise. Je me sens impuissant, je ne trouve pas ma place. Je peux me sentir mal aimé, en particulier par mon père.

Leucopénie : Je capitule car je crois que de toute façon, je ne peux rien faire.

Lordose (hyperlordose) : Je me sens poussé dans le dos par quelqu'un, ou bien on me critique et je me sens dévalorisé.

Lombalgie : J'ai peur de manquer d'argent, de travail…(matériellement) et cela me met en insécurité.

Lumbago : La responsabilité (financière souvent) que je porte est trop lourde pour moi. (Voir en détail ici « http://se-soigner-autrement.com/lumbago-vertebres-lombaires»).

Lupus érythémateux : Je crois être ou avoir été un déshonneur pour ma famille.

Lymphome :

<u>Non hodgkinien</u> : Je dois me battre pour ce que je veux et je ne me sens pas soutenu et protégé. Cela me fait très peur.

<u>Hodgkinien</u> : Je ne réussirais jamais à obtenir ce pour quoi je me suis battu.

M

Mal de dos : Voir en détail ici « http://se-soigner-autrement.com/mal-de-dos-mal-du-siecle ».

Je peux manquer de soutien, me sentir seul. Je ne me sens pas à la hauteur pour réussir seul, je me dévalorise.

Ou bien, je crois que quelqu'un que j'aime souffre par ma faute.

Ou bien, je porte trop de choses et cela est trop lourd.

Ou bien, je me sens en grande insécurité matérielle.

Mal de dent : J'ai peur de faire des erreurs dans mes choix.

Dent cassée : Je regrette une décision que j'ai prise ou que je n'ai pas prise.

Perdre une dent : Les autres prennent des décisions à ma place, et cela me met en colère. Il est tant que je m'affirme et de je reprenne mon propre pouvoir.

Maladie d'Addison : Je m'autodétruis car je n'ai plus le gout de vivre et j'éprouve une grande culpabilité. Je me suis beaucoup déçu moi-même.

Maladie de Bright : Je suis dorénavant hermétique à l'amour et à la vie, j'ai été trop déçu et frustré.

Maladie de Crohn : Je suis très en colère et révolté par une situation que je ne peux pas accepter.

Maladie de Hodgkin : voir lymphome Hodgkinien.

Maladie de Parkinson : Je préfère reste sur place parce que j'ai peur de l'avenir, je me sens impuissant et incapable de réussir. Cette peur m'amène à vouloir tout contrôler. J'ai surement été élevé sévèrement, et je devais être performant pour satisfaire mes parents. Je préfère ne rien faire plutôt que de risquer Ou bien, si j'estime que ma vie a été tourmentée, je recherche la stabilité. Ou bien je veux repousser ou retenir une personne ou une situation.

Maladie de Raynaud : Je n'ai pas pu aider une personne qui est décédée.

Maladies sexuellement transmissibles (MST) : Culpabilité par rapport à ma sexualité, je trompe ma femme (mon mari), je suis honteux d'éprouver du plaisir, j'ai honte de mon homosexualité…Ces hontes sont générées par mon éducation, par ce que l'on m'a dit qui était bien ou mal.

Maux de tête : voir Céphalées.

Mélanome : voir cancer du sein et cancer de la peau.

Méningite : Je me sens coupable de vivre, je peux croire que ma naissance a nuit à ma mère. Ou bien, j'aurais aimé mourir à la place de quelqu'un d'autre. Ou bien, j'ai peur d'avoir une tumeur au cerveau.

Ménopause (troubles de la) : Vieillir me fait peur. J'ai peur d'être moins séduisante, et mon mari pourrait aller voir ailleurs, en vieillissant, je crains de devenir inutile, de rester seule…

Ménorragies : J'ai une peine en lien avec mon foyer. Par exemple, je peux avoir un désir d'enfant, mais en être empêchée.

Menstruations (problèmes douleurs) : Je rejette ce que pourrait engendrer ma condition de femme : soumission, souffrance, abnégation… Parce que j'ai vu ma mère en souffrir. Ou bien, j'en veux à un homme qui m'a fait souffrir.

Métrorragie : Moi ou ma mère avons été maltraitées (sexuellement en particulier). Ou bien, je vis un drame dans mon foyer (stérilité, départ du mari, enfant malade ou handicapé) qui me fait perdre ma joie en famille.

Migraine : J'ai pu me sentir menacé ou obligé de faire quelque chose dans ma vie, mon enfance, sans pouvoir me dégager de cette contrainte. Je ne supporte plus les contraintes et les migraines apparaissent dans des situations où je me sens contraint, sous l'emprise de quelqu'un (http://se-soigner-autrement.com/maux-de-tete).

Mononucléose : Je ne prends assez soin de moi, je n'écoute pas les besoins de mon corps car le plus important pour moi est de réussir. J'ai une activité qui consomme toute mon énergie et me laisse épuiser (famille, profession, projet…).

Muguet : Je manque de bisous.

Myalgie : J'ai peur de ne pas réussir ou de manquer. Ou bien, j'ai absolument besoin de repos.

Myopathie : J'ai l'impression que tous mes efforts sont vains. Je suis découragé, démotivé, et je me sous estime.

Myopie : J'ai peur de ce qui pourrait ce passer dans un avenir proche, je ne me sens pas en sécurité. Ou bien je crains de ne jamais revoir une personne ou un lieu que j'aime.

Myosite : Je suis en colère de devoir faire quelque chose qui ne me plait pas.

N

Neurinome : voir cancer du sein.

Névralgie : Je préfère me couper de mes émotions pour ne pas souffrir. Je préfère cogiter plutôt que de ressentir. J'ai vécu une souffrance que je masque en refusant de la reconnaitre. Cette souffrance peut-être liée à une décision que j'ai prise par le passé.

Névrite optique : Je ne veux plus regarder la vie, je ne veux plus voir un traumatisme de ma vie, et j'éprouve de la colère.

o

Obésité (ou excès de poids) : Plusieurs options en cas de surpoids, choisissez le sentiment qui vous correspond le mieux :

- J'ai peur d'être agressé (physiquement ou verbalement…) alors je me protège en m'entourant de graisse.
- Je comble un manque affectif, la nourriture comble momentanément ce vide.
- J'ai peur de manquer, alors je fais des réserves.
- Je dois m'imposer, alors je me fais plus imposant.
- Je me sens limité, je repousse les limites en repoussant les limites de mon corps.
- Je suis trop prudent par peur, mon métabolisme se ralentit.

Voir en détail ici : « http://se-soigner-autrement.com/maigrir-dans-sa-tete».

Œdème : Je me sens limité dans une action que j'aimerais entreprendre, il y a des empêchements, ceci en particulier pour les œdèmes aux bras. Concernant les œdèmes aux jambes, je voudrais avancer dans une nouvelle situation, mais je n'ose pas me lancer, par peur d''échouer, parce que je crois que je n'aurais pas les compétences… Je traine les pieds.

Œsophagite : Je suis en colère car je suis face à ce que je considère une injustice.

Ongles : mes ongles représentent ma capacité à me défendre et donc à me protéger.

<u>Cassants</u> : J'en ai ras le bol d'être prise pour une « boniche ».

<u>Cassé(s)</u> : Je me sens coupable pour un ou des détails passés (ongles des mains) ou futurs (ongles des orteils).

<u>Incarnés</u> : J'ai des regrets par rapport à des choix de vie que j'ai faits.

<u>Manger ses ongles</u> : voir onychophagie.

<u>Mous</u> : Je crois que je ne suis pas en mesure de me défendre.

Orgelet : Je me suis senti humilié, honteux et en colère. Si je fais des orgelets à répétition, je vois cette situation humiliante à plusieurs reprises.

Ostéomyélite : Je suis très en colère contre quelqu'un ou une institution qui représente une autorité.

Ostéoporose : Je manque d'estime pour moi, je suis découragé. Je peux avoir l'impression d'avoir subi ma vie.

Otalgie : J'ai peur d'entendre ou de ne pas entendre quelque chose. Ou j'entends quelque chose qui ne me fait pas plaisir.

Otite : Ce que j'entends me mets en colère, m'agace, me contrarie. En cas d'otite séreuse, je préfère me boucher les oreilles pour ne plus entendre les remarques qui génèrent chez moi un sentiment de culpabilité (je ne suis pas aussi parfait que ce que l'on voudrait).

Ovarite : Je suis en colère de ce que l'on fait subir aux femmes, ou bien je suis en colère d'être une femme.

P

Pancréatite : Je me dévalorise, un évènement m'a fait perdre ma joie de vivre, ou bien j'ai le sentiment de ne pas avoir été reconnu et accepter par un proche (parents le plus souvent).

Paralysie : Je veux fuir une situation, je ne veux pas découvrir de nouvelles choses de la vie, ou bien je me punis, ou bien j'ai envie que les autres s'occupent de moi.

Parasites des poils (poux et morpions) : j'ai un sentiment de saleté, de dégout, pour mon environnement où je me sens moi-même souillé, honteux.

Paupières : elles protègent nos yeux et permettent aussi de dormir en s'isolant de l'extérieur.

Paupières gonflées : Je retiens mes larmes.

Paupières irritées : Je suis irrité de ne pas pouvoir me reposer comme je le souhaiterais.

Paupières qui tombent : Je suis triste, j'ai vécu une situation qui a généré de la tristesse.

Paupières qui clignent excessivement : Je me mets la pression, j'ai peur de ne pas être assez bon.

Voir aussi : Hémangiome de la paupière, orgelet, chalazion

Pelade :

Partielle, en plaque : Je suis angoissé suite à la séparation de ce qui représentait ma sécurité (parent, mari, travail…). Je ne me crois pas capable de vivre sans ce soutien.

Totale : Je suis à la merci de quelqu'un dont j'ai très peur, et il n'y a personne pour me protéger.

Péricardite : Je suis inquiet pour la santé de mon cœur.

Perte d'odorat : voir anosmie.

Phlébite : Je vais de problème en problème, et de déception en déception. Je n'ose plus m'aventurer à vivre de nouvelles choses de peur d'être encore déçu.

Pieds : représentent les avancées dans notre vie

Pied bot : Je ne veux pas vraiment vivre la réalité de la vie. Je ne veux pas des responsabilités, je ne souhaite pas apprendre, je préfère créer mon monde à moi.

<u>Pied creux</u> : j'ai peur et je m'active sans cesse pour ne pas me poser, pour survoler la vie.

Me poser représente un danger pour moi.

<u>Pied d'athlète</u> : Ca ne va pas comme je veux, et cela m'énerve.

<u>Pieds engourdis</u> : Je n'ai pas envie de reprendre mes activités après un temps de repos de mon corps.

<u>Pieds plats</u> : Je ne me sens pas aider, soutenu, appuyer. Ou ma mère ne s'est pas sentie appuyée durant sa grossesse.

<u>Pied enflé</u> : Je me sens limité et ou je n'ose pas aller de l'avant et repousser ces limites.

<u>Voir aussi</u> : Hallus valgus.

Pneumonie : Je n'arrive pas à me libérer d'une situation de souffrance et j'en perds l'envie de vivre, j'en ai marre de lutter.

Pneumothorax : Je me sens coincé dans une situation qui ne me satisfait pas et je suis totalement découragé car je ne vois pas comment me sortir de cette situation (couple, travail…). Je n'exprime pas ma détresse.

Polyarthrite rhumatoïde : Je me sens coupable de n'avoir pas pu aider ou sauver une personne, d'avoir plus de chance que quelqu'un que j'aime… Je crois que j'ai moins de valeur que les autres et que je ne serais jamais à leur niveau.

Polypes : Je n'ose pas vivre mes choix par peur de contrarier, ou de me disputer avec quelqu'un qui a de l'importance pour moi.

Presbytie : Je ne veux pas me voir vieillir, voir mon corps changer, ou bien je ne veux pas voir quelque chose qui est proche de moi (conjoint, mes finances, déception/enfant, travail…).

Prolapsus cyatocèle (de la vessie) **ou de l'utérus**: Je veux mettre un terme aux relations sexuelles.

Prostatite : Je me sens déprécié dans mes capacités d'homme et cela met en colère.

Psoriasis : Je suis hypersensible, je m'impose d'être parfait pour être aimé. Cela vient d'un sentiment de rejet, d'humiliation, de séparation ou d'abandon vécu dans le passé. Une personne que j'aime me fait revivre aujourd'hui ces sentiments.

R

Rétention urinaire : Si cette rétention n'est pas secondaire à une autre pathologie, il se peut que je me sois senti exclu de mon propre territoire par son envahissement par d'autres.

Rétinite pigmentaire : voir dégénérescence maculaire.

Rhinite

Chronique : Je n'ai pas grand appétit pour la vie car je n'ai pas été désiré ou bien je me suis senti en danger pendant que ma mère me portait.

Allergique : Un évènement me procure de la tristesse, j'ai du mal à l'accepter. Je peux chercher la tristesse en cause en faisant le lien avec le type d'allergie : pour l'allergie saisonnière, voir ce qui me rend triste en cette période, pour l'allergie aux animaux, voir ce qui en lien avec l'animal allergisant vous génère ou vous a généré de la peine…

Rhume : Je suis très fatigué et j'ai besoin de m'arrêter ou bien je doute de mes choix, je ne sais pas ce que je dois faire.

Ronflements : Je me sens rejeté ou abandonné mais je ne veux pas le reconnaitre pour ne pas souffrir. J'ignore mes émotions comme si je n'en avais pas.

S

Saignements de nez : voir épistaxis.

Salpingite : Je suis en colère vis-à-vis d'un homme.

Sclérodermie : Je suis dur envers moi-même et envers les autres. Surement parce que l'on a été dur avec moi.

Sclérose en plaque : Je ne peux pas faire quelque chose et ma maladie me permet de justifier cette impossibilité. Ou bien, je ne souhaite plus avancer dans la vie à force de découragements et de culpabilité. Je peux aussi avoir été paralysé par une grande peur de tomber de haut (au propre comme au figuré).

Sciatique : Je redoute quelque chose (manque, perte…) et cela me tracasse beaucoup.

Scoliose : Je m'écrase devant l'autorité, je ne me sens pas à la hauteur.

Sécheresse vaginale : Je voudrais diminuer ou éliminer les rapports sexuels. Peut-être ai-je moins de désir, je me sens coupable d'éprouver du plaisir, j'ai peur des relations sexuelles, je veux résister à des avances…

Septicémie : J'ai l'impression que moi-même ou quelqu'un d'autre me pourrit la vie. Ou bien, je me fais du mauvais sang en permanence.

Sida : Je m'en veux d'avoir déçu quelqu'un que j'aime, je ne me crois pas légitime d'exister et je préfère disparaitre.

Sinusite : Je ne peux m'adapter à un changement d'environnement et je ne peux plus le sentir (il peut s'agir d'une personne ou d'une situation).

Splénomégalie : Si cette splénomégalie n'est pas consécutive à une autre maladie, il peut s'agir d'un grand projet que j'ai échafaudé, qui était ma fierté, et qui n'a pas abouti.

Spondylarthrite ankylosante : Je me dévalorise énormément, j'ai besoin de soutien, je voudrais être quelqu'un d'autre pour être aimé.

Stérilité : J'ai peur de mettre un enfant au monde. J'ai peur de ne pas lui donner l'amour dont il aura besoin, j'ai peur de ne pas pouvoir subvenir à ces besoins, j'ai peur qu'il ne soi pas heureux, j'ai peur que cette naissance nuise à mon couple, j'ai peur que la maternité nuise à ma carrière professionnelle, j'ai peur de perdre ma liberté….

Strabisme : Je préfère regarder ailleurs car ce qui est me fait ressentir de la peur, du danger.

Surdité : Je parle beaucoup sans vraiment écouter les autres. Ou bien, je ne veux pas entendre ce qui pourrait me freiner dans mes choix (critique, avertissement) ou ce qui n'est pas agréable pour moi (lamentations, …).

Syndrome prémenstruel : Je ne ressens pas suffisamment d'attention de la part de mon partenaire, particulièrement dans ce moment au je suis plus sensible.

T

Tachycardie : J'ai ressenti de la culpabilité ou une autre émotion forte. Un évènement me fait ressentir la même émotion qui m'oppresse.

Tendinite : J'aspire à des changements dans ma vie, mais je n'ose pas passer le cap. Il peut s'agir d'une relation ou d'un travail. Je me sens tiraillé.

Thrombocytopénie : Ma vie ne tient qu'à un fil et je n'y tiens pas beaucoup (à ma vie). Je suis né dans des conditions dramatiques pour ma mère.

Thrombose : J'ai des soucis pour affirmer ou conserver mon territoire, mon territoire ce qui est personnel, précieux, indispensable pour moi.

Tics nerveux : Je vis une grande tension (peur, insécurité, exigence…) que je n'exprime pas oralement mais qui se manifeste alors dans mes tics.

Torticolis : Je veux éviter une situation car j'ai peur de l'action que je dois mettre en œuvre pour y faire face.

Tuberculose : Je suis découragé et j'en veux à mon entourage de me laisser pour compte.

U

Ulcère :

De la cornée : Je vois quelque chose qui m'ulcère, qui me révulse et me met en colère.

D'estomac : Je suis aux prises avec un sentiment d'injustice et de colère à cause d'une situation ou je me sens impuissant. Je ne peux pas digérer ce qui c'est passé.

Urétrite : Je suis en colère, contrarié par rapport à une situation qui va à l'encontre de mes attentes et de mes principes.

Urticaire : Je ne peux pas vivre la situation que je souhaite, ou bien je ne peux plus tolérer une situation.

Utérus rétro versé : je ne veux plus ou pas d'enfant, mais ne peux pas l'avouer.

V

Vaginisme : Je ne veux pas être pénétrée par peur. Cette peur est souvent liée à un traumatisme passé en rapport avec le sexe et la sexualité.

Vaginite : Je suis en colère après mon partenaire ou les hommes en général, ou bien j'ai de la culpabilité à avoir des rapports sexuels à cause de mon éducation.

Varices : Je me traine des émotions lourdes et pénibles depuis déjà un moment.

Verrues : Une partie de mon corps me déplaît, ou bien, je vois chez les autres, dans une situation, dans un endroit quelque chose qui me répugne.

Plantaires : J'ai honte de mes pieds ou bien je crois que rien ne marche, que ça ne marchera pas.

Vertige : Je veux absolument continuer dans une situation alors que mon corps et mon cœur aspirent à autre chose, à du repos (par exemple : je persiste dans un travail qui ne me convient plus du tout).

Vitiligo : J'ai perdu quelqu'un de précieux pour moi, et cette séparation s'est mal passée. J'ai le sentiment en plus de m'être fait avoir.

Vomissement : Je rejette quelque chose qui m'écœure ou me dégoute.

Z

Zona : Je me fais des reproches, je culpabilise concernant la perte de quelqu'un qui m'est cher, ou bien la séparation d'avec cette personne, ou bien d'une dispute avec cette personne.

Un petit tuyau supplémentaire : toutes les pathologies finissant en « ite » sont l'expression d'une colère ou d'une irritation (souvent refoulée).

Organes et zones du corps

Vous pouvez déjà avoir des indications en fonction du côté ou s'exprime votre gêne :

Côté droit du corps : il s'agit du côté masculin, du yang. Un problème du côté droit du corps concerne donc : Le travail, le père, le fils, l'époux, le frère, l'action, les décisions, la force, la hiérarchie, l'autorité, la logique, l'analyse, la séparation, le changement, le don, l'extérieur, l'individualité…

Je peux donc me poser les questions suivantes :

- Ai-je un conflit, de la colère, de la déception vis-à-vis d'un homme ?
- Est-ce difficile pour moi d'être un homme ?
- Ai-je un problème, une insatisfaction dans mon travail ?
- Ai-je peur de prendre une décision, est-ce que je doute d'une décision que j'ai prise ?
- Est-ce que je vis une séparation difficile ou bien, est-ce que j'aimerais me séparer de quelqu'un ?
- Est-ce que j'ai un problème avec l'autorité ? Je ne peux affirmer mon autorité, me faire respecter, ou bien, je culpabilise d'abuser de mon autorité. Ou encore, je suis soumis à une autorité pesante pour moi.
- Est-ce que je ne peux pas faire ce que je veux ? Je me sens coincé alors que j'aimerais explorer autre chose.
- Est-ce que je ne me sens pas assez fort pour faire face à quelqu'un, à une situation, à mes besoins ?
- Etc…

Côté gauche du corps : Il s'agit du côté féminin, du yin. Un problème du côté gauche du corps concerne donc : Le repos, l'inertie, la mère, la fille, l'épouse, la sœur, la passivité, l'intuition, le sentiment, la famille, la nourriture, la protection, l'union, la cohésion, la spiritualité, la réceptivité, l'intérieur, la communauté, l'introspection, la réflexion, la beauté…

Je peux donc me poser les questions suivantes :

- Ai-je un conflit, de la colère, de la déception vis-à-vis d'une femme ?
- Ai-je une inquiétude, des ennuis, des soucis vis-à-vis de ma famille, d'un enfant… ?
- Est-il difficile pour moi d'être une femme ?
- Est-ce que je ne m'accorde pas le repos dont j'ai besoin ?
- Est-ce que je crains de ne pouvoir assurer la sécurité de ma famille ?
- Est-ce que je garde des sentiments à l'intérieur plutôt que de les exprimer ?
- Est-ce que je me sens en danger ?
- Est-ce que je souffre d'un conflit ou d'une mésentente avec quelqu'un de proche, quelqu'un qui compte pour moi ?
- Est-ce que je souffre de ne pas avoir une maison comme je l'aimerai ?
- Est-ce que je préfère écouter les autres ou la raison, plutôt que de faire confiance à ce que je ressens ?
- Etc.…

Je précise que, que l'on soit un homme ou une femme, nous avons tous un côté yin et un côté yang. Les deux sont nécessaires à l'harmonie et au bien-être. En règle générale, les femmes sont plus yin, et les hommes plus yang, d'où de nombreuses incompréhensions parfois entre homme et femme, mais aussi complémentarité. Mais laissons cela, il s'agit d'un autre sujet.

Pour les gauchers, ce précepte peut-être inversé.

A

Aisselles : Je m'empêche de donner quelque chose aux autres. Je retiens des informations.

Anus : J'arrive ou je voudrais arriver à la fin de quelque chose, d'une situation, d'une période de ma vie. Ceci sous-entend que quelque chose de nouveau vous attend !

Artères : Par peur de perdre ce qui me tient à cœur, je m'empêche de recevoir ou bien je donne trop.

B

Bouche : Je ne reçois peut-être pas assez ou trop : il peut s'agir de nourriture physique, mais aussi de nourritures affectives ou intellectuelles. Ou bien il s'agit d'un problème lié à l'expression de mes sentiments (je les exprime trop ou trop peu ou mal). Ou bien encore est-ce que j'attends ou refuse un baiser ?

Bras : Je ne souhaite pas accepter, accueillir une situation ou une personne. Les bras concernent ma capacité à faire les choses ou à prendre les situations à bras le corps, ou bien à faire les choses à ma manière. Est-ce que je ne fais pas ce que je veux, comme j'aimerais, au rythme ou je voudrais ?

Bronches : J'ai probablement du mal à prendre ma place.

C

Cheveux : Ma chevelure est le reflet de ma vitalité. Plus j'ai une chevelure vigoureuse, plus j'ai de vitalité et inversement.

Chevilles : J'ai surement de la difficulté à m'adapter aux changements, aux transformations et évolutions. Un peu plus de souplesse m'aiderai à résoudre mes problèmes de chevilles.

Clavicule : J'ai du mal à m'affirmer, je me laisse dominer et cela me fait souffrir.

Colonne vertébrale : Je manque de soutien, ou bien je ne me tiens pas correctement dans la vie (ou pas comme je voudrais). Pour plus de détail voir :

http://se-soigner-autrement.com/mal-dos-vertebres-cervicales,

http://se-soigner-autrement.com/vertbres-dorsales,

http://se-soigner-autrement.com/lumbago-vertebres-lombaires

Cou : Je me crois moins efficient intellectuellement que les autres, ou bien je ne peux envisager une situation qui me préoccupe sous un autre angle.

Coude : Je suis trop rigide, il est difficile pour moi d'appréhender les changements. Si je suis plus souple, je me dévalorise : par exemple si je change d'avis, je crois que je suis nul, que j'ai tort… Je suis, de ce fait, exigeant envers moi et les autres.

Cœur : Je suis un bourreau de travail, je trime pour réussir et mon cœur n'en peut plus. Ou bien, je ressens des émotions négatives, très intenses ou depuis longtemps, qui m'épuisent ; mon cœur fait ce qu'il peut pour me donner suffisamment d'énergie.

D

Dents : J'ai du mal à aller de l'avant, à mordre la vie à pleines dents, par peur de d'échouer, par manque de confiance en mes capacités…

Diaphragme : Je suis bloqué dans l'expression de mes émotions ou bien je me culpabilise de les exprimer.

Doigts : Je suis surement perfectionniste et je vois et m'attache aux détails.

Pouce : Je mets une grosse pression sur moi et sur les autres, ou bien je ne les encourage ou ne les motive pas assez.

Index : J'ai un problème avec l'autorité, la mienne ou celle des autres.

Majeur : Je suis triste ou je me dévalorise en ce qui concerne ma sexualité ou ma créativité.

Annulaire : J'ai des problèmes relationnels, ou de couple.

Auriculaire : Je ressens un déséquilibre dans ma famille ou bien je manque d'amour et j'en souffre.

Dos : voir colonne vertébrale. Voir aussi tout le détail ici.

E

Epaules : Je porte peut-être trop de choses sur mes épaules, je suis surchargé de tâches à faire.

Estomac : J'ai bien du mal à digérer, à accepter une situation. Je suis révolté, j'éprouve un sentiment d'injustice.

F

Fémur : J'ai voulu ou je veux m'opposer à une personne ou un organisme, mais j'ai l'impression d'avoir perdu la bataille.

Fesses : la position de mes fesses est en lien avec mon pouvoir. Un problème aux fesses exprime mon besoin d'être ailleurs (je veux faire tellement de choses).

Foie : Je me fais toujours du souci pour ce qui pourrait advenir, car j'ai peur de manquer, je ne me crois pas capable de m'adapter aux nouvelles situations, ou je ne veux pas accepter ce changement.

Front : En rapport avec mes idées. J'ai trop d'idées, je ne peux pas faire valoir mes idées, ou bien, je suis obstiné.

G

Gencives : Je n'arrive pas à agir, car j'ai peur du résultat de mes actions, peur de l'échec. Le doute me ronge.

Genou : Soit je refuse de lâcher le morceau, de plier, soit je m'incline par peur du conflit et de n'être pas aimé.

Gorge : J'ai du mal à communiquer, à m'exprimer.

H

Hanche : J'ai du mal à avancer, je suis tiraillé entre l'envie d'aller de l'avant et la peur d'avancer, d'oser.

I

Intestin : J'ai du mal à me défaire de mes croyances passées, bien qu'elles ne servent plus mon intérêt.

J

Jambes : Je traine les pieds quand il s'agit de faire de nouvelles expériences.

L

Langue : Je ne peux pas exprimer mes émotions. Ou bien la nourriture me répugne, ou bien j'ai peur de manger (par peur de grossir par exemple).

Lèvres : La lèvre supérieure concerne mon côté féminin, la lèvre inférieure mon côté masculin. Je peux avoir des problèmes pour exprimer ce que je ressens, ou bien avec ce que je reçois ou non.

Ligaments et tendons : Je veux me séparer d'une situation, d'un milieu ou d'une personne (travail par exemple).

Lymphe : Je ressens le besoin d'être protégé car je me sens vulnérable et incapable de me protéger seul dans le milieu ou j'évolue.

M

Mâchoire : voir dents.

Mains : J'ai du mal à donner ou à recevoir ou bien j'ai du mal à agir ou à tenir ma fonction (je ne me sens pas tranquille dans ce rôle). Voir aussi doigts si besoin.

Muscles : Je perds ma motivation ou bien je crois tous mes efforts vains, ou bien je fais de trop gros efforts, ou bien j'ai peur que mes efforts n'aboutissent pas au résultat escompté.

N

Nez : Je ne peux pas sentir quelqu'un ou une situation, ou bien je ne peux pas me sentir moi-même (je ne suis pas aussi parfait que je le voudrais), ou bien je ne veux pas ressentir mes émotions.

O

Œsophage : Il m'est bien difficile d'accepter une situation, ou de la nourriture.

Omoplate : J'ai du mal à m'accorder du bon temps, du repos, je vois tellement de choses à faire.

Oreilles : J'ai peur d'entendre quelque chose, j'entends quelque chose qui ne me plait pas, ou bien je voudrais entendre quelque chose qui ne vient pas (je t'aime par exemple).

Orteils : Il y a des embuches sur mon chemin, j'ai peut-être du mal à avancer, à passer à l'action. Je m'attarde trop sur les détails.

Gros orteil : Je n'arrive pas à prendre ma place, je suis envahi, j'ai un problème avec ce qui est de mon territoire et j'ai du mal à m'affirmer.

2ème orteil : Je ne sais pas quel choix faire, quelle direction prendre, je doute.

3ème orteil : J'ai du mal à exprimer ma créativité, je ne me laisse pas aller, y compris dans ma sexualité.

4ème orteil : J'ai des soucis d'ordre affectif.

5ème orteil : Je n'écoute pas mon intuition (je préfère peut-être écouter les autres que je crois plus compétent).

Os : Je me dévalorise, je me crois incapable, je ne me donne pas droit au plaisir, et ou je souffre d'une autorité.

Ovaires : Je n'accepte pas d'être une femme, ou bien je m'inquiète pour un enfant à venir ou déjà là.

P

Pancréas : Je suis triste, je perds ou j'ai perdu ma joie de vivre.

Paupières : Je veux ou ne veux pas me détacher de quelqu'un ou d'une situation, ou je ne veux pas me reposer, me retirer par peur de ce qui pourrait arriver en mon absence…

Peau : Mes contacts avec les autres sont difficiles. Je peux me sentir rejeté, abandonné et tellement nul ; je préfère parfois rompre le contact avec les autres (pour qu'on ne voit pas mon insuffisance, pour me protéger…).

Pénis : Je souffre d'une dévalorisation dans ma qualité d'homme, de mâle, ou bien je ne me culpabilise de vivre du plaisir sexuel.

Pied :

Orteils : voir orteils

Voute plantaire : J'ai du mal à me sortir d'une situation pour aller vers une nouvelle, j'ai du mal à lâcher le passé pour créer mon avenir.

Talon : J'ai le sentiment de ne pas avoir les ressources nécessaires pour changer, et je peux me déprécier pour cela. Je ne me sens pas en sécurité, car le crois mes capacités insuffisantes.

Poignet : Je fais quelque chose à contrecœur.

Poumons : Je suis découragé de ne pouvoir prendre mon espace, ma liberté, au point de ne plus avoir envie de vivre ; ou bien, j'ai très peur de mourir.

Prostate : J'ai peur d'être moins performant au lit, au travail…

R

Rate : J'ai le sentiment d'avoir échoué dans un domaine, j'ai « raté », ou je suis un « raté ».

Rectum : Je suis trop accroché au passé, à une situation, une personne, une croyance du passé. Il serait bon que j'abandonne ce qui n'est plus bon ou nécessaire pour moi.

Rein : J'ai peur. J'ai peur pour ma vie ou mon intégrité physique, j'ai peur que mes acquis s'effondrent, j'ai peur de tout perdre…Je vis une grande insécurité.

Rotule : Je refuse de me soumettre à une autorité, je ne veux pas plier.

S

Salive : Je voudrais gouter plus de plaisirs et de bien être dans ma vie, ou bien, je n'ai plus gout à la vie, à la découverte.

Sang :

<u>Problèmes de globules rouges</u> : j'ai des problèmes de relations avec mes proches, ma famille en particulier.

<u>Problèmes de globules blancs</u> : Je me sens impuissant et vulnérable.

<u>Problèmes de plaquettes</u> : Je suis triste, j'ai beaucoup de peine et je n'ai plus grand intérêt pour la vie.

T

Tendinite : J'ai envie de passer à autre chose, j'en ai assez de ce que je fais.

Tendons : voir ligaments.

Testicules : Je ne suis pas heureux d'être un homme ou bien je suis triste concernant ma paternité ou non, concernant mon enfant. Il se peut aussi que j'éprouve de la culpabilité vis-à-vis du plaisir sexuel.

Tête : Je me prends la tête, je retiens mes émotions, je refuse de m'ouvrir à la spiritualité, je cogite trop, je me sens coupable, je n'arrive pas à obtenir mon indépendance… Enfin je suis sous tension et les causes peuvent être multiples.

Trompes de Fallope : Je vis de la contrariété ou de la déception concernant ma relation avec mon partenaire sexuel (ou un ex).

U

Utérus : Je vis un conflit ou un chagrin dans mon foyer, dans ma famille.

V

Vagin : Je suis contrariée ou inquiète ou en colère ou insatisfaite en ce qui concerne ma sexualité.

Veines : J'ai du mal à faire face aux difficultés, aux problèmes, aux émotions désagréables.

Vessie : J'ai un problème avec mon territoire (espace, être cher, chose que j'aime…). Il peut être envahi par quelqu'un d'autre, cette invasion peut générer de l'insécurité.

Y

Yeux : Ce que je vois ne me convient pas, ou j'aimerais voir quelque chose qui ne se réalise pas.

Guide d'analyse

Organe ou partie du corps en souffrance :…………………………….....................

Je me réfère alors à l'explication concernant cet organe ou partie du corps et je note :

………………………………………………………………………………………

………………………………………………………………………………………

………………………...

Type de manifestation (ex : douleur, kyste, nom de la maladie…) :

………………………………………………………………………………………….

Je me réfère alors à l'explication concernant cette maladie ou ce symptôme :

………………………………………………………………………………………

………………………………………………………………………………………

………………………...

Est-ce du côté droit ou du coté gauche ? Tentez alors de répondre aux questions qui s'y rapportent et déterminez ce qui est valable pour vous (voir p. 30). Notez.

………………………………………………………………………………………

………………………………………………………………………………………

………………………...

Que signifie donc cette maladie ou ce symptôme ?

………………………………………………………………………………………

………………………………………………………………………………………

………………………...

Date de début : J'avais quel âge, je faisais quoi, c'était où ?

………………………………………………………………………………………

…………………...

………………………………………………………………………………………

…………………...

Est-ce quelqu'un qui est en cause ? Qui ?

…………………………………………………………………………………………

…………………..

Est-ce une situation ? Quoi ?

…………………………………………………………………………………………

…………………………………………………………………………………………

…………………..

Quelle compréhension je peux avoir de ma maladie ou de mes symptômes, à la lumière des informations précédentes ?

…………………………………………………………………………………………

…………………………………………………………………………………………

…………………………………………………………………………………………

…………………………………………………………………………………………

…………………………………………………………………………………………

…………………………………………………………………........................

Qu'est ce que je dois changer pour me soulager ?

…………………………………………………………………………………………

…………………………………………………………………………………………

…………………………………………………………..

Qu'elle décision et action est-ce que je mets en place ?

…………………………………………………………………………………………

…………………………………………………………………………………………

…………………………………………………………………………………………

…………………………………………………………………………………………

…………………………………………………………..

Est-ce que je peux me faire une petite phrase magique que je pourrais me répéter pour m'aider à changer ?

…………………………………………………………………………………………

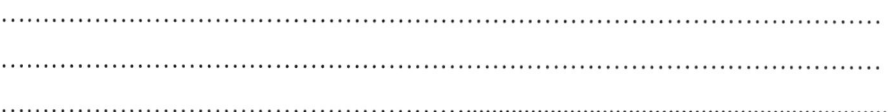

Vous pouvez télécharger ce questionnaire ici :

http://bit.ly/1h5CBVX

Imprimez ensuite cette page pour faire l'analyse de votre situation et mettre en place le nécessaire pour remédier à vos maux.

Exemples d'utilisation du guide

Voici deux exemples qui j'espère vous feront comprendre comment on peut utiliser ce guide d'analyse.

Bien sur se ne sont que des exemples, basés sur des cas concrets, mais dans une même situation les émotions ressenties ou l'action décidée ne seront pas nécessairement les mêmes pour vous.

Je tiens aussi à préciser que, même si vous avez de la colère ou de la rancœur vis-à-vis de quelqu'un, il n'est pas responsable de votre ennui de santé. C'est la façon dont vous appréhendez les choses et les évènements, les décisions que vous avez prises ou pas…qui sont à l'origine de vos troubles.

Donc pour vous guérir, il est nécessaire que l'action mise en place vous concerne vous, vous pouvez agir pour changer la situation ou votre ressentit, mais vous ne pourrez pas changer les personnes contre leur gré. J'ai rencontré une femme qui accumulait les ennuis de santé et qui me dit, c'est la faute à mon mari qui me stresse toujours : Ok, son mari génère du stress, mais qu'est-ce qui peut bien changer si elle en reste là ? Elle doit décider, elle, de mieux gérer son stress, de prendre du recul face à la situation, d'interpréter différemment les propos de son mari, de mieux satisfaire ses besoins ou de mieux communiquer, ou pourquoi pas de quitter son mari…

Mais si elle continue de se considérer comme une victime, elle perd son propre pouvoir et elle ne peut que subir et se plaindre tout en continuant à perdre sa santé. Je tenais à éclaircir ce point, car il est garant de la bonne utilisation de ce livre.

Parfois, il est difficile d'avoir l'esprit clair quand on est pris dans un tourbillon d'émotion, cependant, chercher bien et posez-vous d'autres questions si nécessaire.

Vous vivez ou avez forcément vécu l'émotion en cause dans votre symptôme, il est parfois difficile de l'admettre. Repérer le moment précis du début, et se remémorer les évènements vécus un peu avant, peut être précieux et vraiment éclairant. L'émotion présente peut être en relation avec un évènement récent qui lui réveille une émotion plus ancienne.

Exemple 1: Je reçois Lucie qui souffre d'une tendinite au poignet gauche.

Organe ou partie du corps en souffrance : **Poignet gauche**

Je me réfère alors à l'explication concernant cet organe ou partie du corps et je note : **Je fais quelque chose à contrecœur.**

Type de manifestation (ex : douleur, kyste, nom de la maladie…) : **tendinite**

Je me réfère alors à l'explication concernant cette maladie ou ce symptôme :

Finit en ite donc évoque une colère.

J'aspire à des changements dans ma vie, mais je n'ose pas passer le cap. Il peut s'agir d'une relation ou d'un travail. Je me sens tiraillé.

Que signifie donc cette maladie ou ce symptôme ?

Je fais quelque chose à contrecœur, cela me met en colère, mais je n'ose pas m'en dégager.

Est-ce du côté droit ou du coté gauche ? Tentez alors de répondre aux questions qui s'y rapportent et déterminez ce qui est valable pour vous (voir p. 30). Notez.

Côté gauche : Je suis en colère contre mon mari.

Date de début : J'avais quel âge, je faisais quoi, c'était où ?

2ème jour de peinture de l'extension de ma maison.

Est-ce quelqu'un qui est en cause ? Qui ?

Mon mari

Est-ce une situation ? Quoi ?

L'obligation de faire les peintures toute seule.

Quelle compréhension je peux avoir de ma maladie ou de mes symptômes, à la lumière des informations précédentes ? **Je suis en colère contre mon mari qui trouve justement beaucoup de travail en ce moment et qui ne m'aide pas alors que j'en ai ras le bol des travaux que je porte à bout de bras depuis 6 mois. Et je me sens dans l'obligation de terminer les peintures pour enfin profiter de cet agrandissement. Je n'ose pas lui demander d'aide car je vois qu'il n'en a pas envie et j'ai peur d'être déçue s'il refuse et me sert une liste d'excuses et d'obligations que je sais être fausses.**

Qu'est ce que je dois changer pour me soulager ?

Je dois avoir plaisir à faire mes peintures ou bien les faire faire à un professionnel. Je peux aussi demander à mon mari de m'aider, s'il refuse je peux accepter que lui, sache respecter ses envies, et que j'aimerais bien en dire autant.

Qu'elle décision ou action est-ce que je mets en place ?

Je parle à mon mari de mes difficultés à finir, je lui propose soit de m'aider soit d'employer quelqu'un pour finir, ou bien peut-être a-t-il une autre solution.

Est-ce que je peux me faire une petite phrase magique que je pourrais me répéter pour m'aider à changer ?

Je trouve plaisir dans ce que je fais et je me respecte.

Exemple 2 Valérie vient me voir pour l'aider dans une phase difficile de sa vie. Un ulcère lui a été diagnostiqué à l'estomac.

Organe ou partie du corps en souffrance : **Estomac**

Je me réfère alors à l'explication concernant cet organe ou partie du corps et je note :

J'ai bien du mal à accepte une situation. Je suis révolté, J'éprouve un sentiment d'injustice. Je ne digère pas

Type de manifestation (ex : douleur, kyste, nom de la maladie…) : **Ulcère à l'estomac**

Je me réfère alors à l'explication concernant cette maladie ou ce symptôme :

Je suis aux prises avec un sentiment d'injustice, de colère à cause d'une situation ou je me suis sentie impuissante. Je ne peux pas digérer ce qui c'est passé.

Est-ce du côté droit ou du coté gauche ? Tentez alors de répondre aux questions qui s'y rapportent et déterminez ce qui est valable pour vous (voir p. 30). Notez : **Dans ce cas pas de latéralisation**

Que signifie donc cette maladie ou ce symptôme ?(récaputilatif)

Je n'ai rien pu faire dans une situation injuste et cela me révolte.

Date de début : J'avais quel âge, je faisais quoi, c'était où ?

Quand mon mari m'a offert un bouquet pour se faire pardonner.

Est-ce quelqu'un qui est en cause ? Qui ?

Oui, mon mari

Est-ce une situation ? Quoi ?

Alors qu'il avait trop bu lors d'une soirée, il m'a insulté devant tout le monde puis est parti et j'ai passé une partie de la nuit à le chercher.

Quelle compréhension je peux avoir de ma maladie ou de mes symptômes, à la lumière des informations précédentes ?

Ca n'est pas un bouquet de fleurs qui me fera oublier cette soirée, il est hors de question que je passe l'éponge, d'autant que ça n'est pas la première fois que je dois <u>subir</u> ses frasques. Cette indigestion et ma colère me trouent l'estomac.

Qu'est ce que je dois changer pour me soulager ?

Me libérer de ma rancœur, m'extraire de ces situations.

Quelle décision ou action est-ce que je mets en place ?

Je divorce.

Est-ce que je peux me faire une petite phrase magique que je pourrais me répéter pour m'aider à changer ?

Je suis quelqu'un de bien et je mérite une relation amoureuse sereine et heureuse.

Bien heureusement, l'analyse de vos maux et maladies ne nécessite pas toujours des décisions aussi radicales.

Conclusion

J'ai écrit ce livre pour répondre à de nombreuses demandes.

J'espère de tout cœur que cet ouvrage pratique vous aidera à mieux gérer votre santé et votre bien-être. Vous retrouverez en détail un certain nombre de ces pathologies sur le blog :

http://se-soigner-autrement.com

L'analyse vous paraitra certaine fois évidente, et parfois plus compliquée. Explorez toutes les pistes possibles dans ce cas, et si besoin, demandez de l'aide.

Pour le cas ou vos maux seraient d'ordre psychique, plus de l'ordre de la déprime, vous pouvez aussi utiliser le guide d'analyse en répondant aux questions à partir de « Date de début : » et en identifiant vos sentiments et vos émotions. Cela constituera une aide pour prendre une orientation bénéfique pour vous.

Et si je peux me permettre un ultime conseil, le mieux est de ne pas avoir besoin de ce livre, et pour cela, vous devez cultivez la joie au maximum dans votre vie. Je vous propose une multitude d'outils pour cela ici :

http://attention-bonheur-possible.com

Je remercie tous ceux qui me font confiance et m'encouragent, en consultation ou sur le web.

A votre santé et à votre bonheur !

Bibliographie

- Métamédecine , la guérison à votre portée de Claudia Rainville. Je la remercie tout particulièrement pour son excellent travail qui a été une source d'inspiration pour moi.
- Le grand dictionnaire des malaises et maladies de Jacques Martel
- Dis-moi où tu as mal, je te dirai pourquoi de Michel Odoul
- D'accord avec mon corps de Louise Hay
- Revue Néosanté
- Origine et prévention des maladies : L'analyse Psychosomatique, La tour-effets de Salomon Sellam

Autre livre du même auteur

- Le secret de la santé aux éditions Kindle chez Amazon

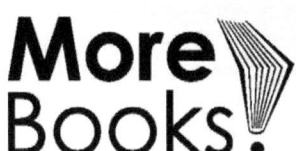
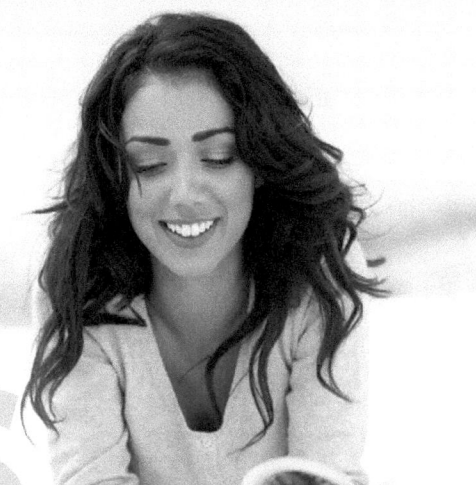 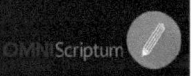

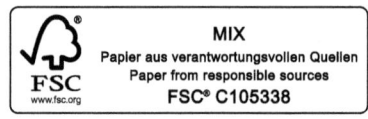
Printed by Books on Demand GmbH, Norderstedt / Germany